JN044530

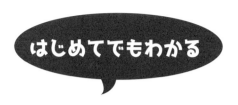

はじめてでもわかる

介護職のための医療的ケア ハンドブック

～ 喀痰吸引・経管栄養の手引き ～

医療的ケアハンドブック製作委員会 編

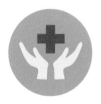

ラグーナ出版

はじめに

　医療的ケアを必要とする人々の数は現在、増加の一途をたどっています。しかし、人材不足などから、訪問看護師による 24 時間の医療的ケアには限界があります。そのため、実際に医療的ケアを提供する機会が最も多く、正確な知識と高度な技術を要求されるのは介護職の方々です。初めのうちは緊張するかもしれませんが、医療的ケアが多い利用者さんを支えているのは、間違いなく介護職の皆さんなのです。

　この本は、そんな皆さんのために医療的ケアの要所をわかりやすくまとめた一冊です。本書を通じて、医療的ケアの重要性を再認識し、知識を深め、技術を向上させる努力をしていただけたらと思います。介護職の皆さんが、より確かな技術を提供できるようになれば、医療的ケアを必要とする方々の生活の質を向上させることができるでしょう。本書がその一助となり、皆さんの成長に寄与できることを心より願っています。

竹岡　佑美

主な登場人物

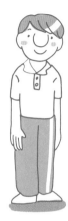

鎌田看護師

- - - - - - - - - - -

**訪問看護
認定看護師**

- - - - - - - - - - -

「訪問看護認定看護師」
として活躍中

病院での看護経験を
積んだ後、訪問看護
の専門分野で熟練し
た看護技術と知識を
学ぶ。訪問看護のこ
とはお任せください。

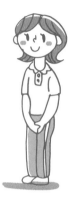

竹岡佑美看護師

- - - - - - - - - - -

**訪問看護師
特定看護師
臨床工学技士**

- - - - - - - - - - -

「特定看護師」
として活躍中

臨床工学技士から看
護師になり、病院で
経験を積んだ後、訪
問看護師に。さらに
知識・専門技術を学
び、特定行為を実施。
医療的ケアのことは
お任せください。

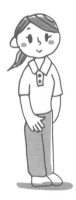

鈴木さん

- - - - - - - - - - -

介護職員

- - - - - - - - - - -

「介護職員」
として活躍中

介護職に就いて初め
て医療的ケアに携わ
ることになりました。
何も知らない新米で
すが、利用者さんに
寄り添ったケアを心
がけたいと思います。

この本で学ぶ喀痰吸引や経管栄養は「医療的ケア」と呼
ばれ、医行為となります。業務で「医療的ケア」を行う
ためには、適切な研修を終了した上で、正しい知識と技
術を身につけましょう。

もくじ

第1章 医療的ケアの概要

1 医行為と医療的ケア

医療的ケアである喀痰吸引や経管栄養は、医行為です。医行為とは、「医師の医学的判断及び技術をもってするのでなければ人体に危害を及ぼし、又は危害を及ぼすおそれのある行為」のことをいいます。これまでは医療の資格に関する法律により、医師や看護師が行う業務として、免許を持たないものが医行為を行うことは禁止されていました。

しかし、2011年の「社会福祉士及び介護福祉士法」の一部改正により、日常生活に必要な「医療的生活援助行為」=「医療的ケア」として、喀痰吸引と経管栄養の業務が介護職員等に認められました。喀痰吸引等研修を終了し、「認定特定行為業務従事者認定証」の交付を受けることで、医師の指示の下、一定の範囲内で医療的ケアを行うことができます。

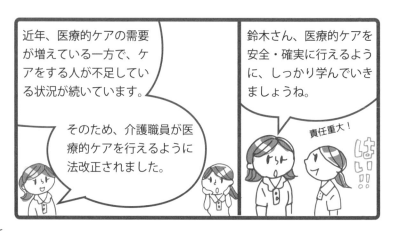

2 介護職員等が行うことのできる医行為の範囲

✚ 従業者の認定

「認定特定行為業務従事者認定証」は研修の区分に対応し、第1号、第2号、第3号の3種に分けられます。認定証第1号は全ての喀痰吸引等の行為が可能で、第2号では対象となる行為のうち、任意の行為について実地研修を終了した場合、個別に認定証の交付を受けられます。第3号は、特定の者が必要とする行為のみに限定されます。

認定証	対象	喀痰吸引			経管栄養		研修課程
		口腔内（咽頭の手前まで）	鼻腔内（咽頭の手前まで）	気管カニューレ内	胃ろう腸ろう	経鼻	
第1号	不特定多数の者			●			・介護福祉士養成課程 ・実務者研修 ・登録研修機関による研修（認定証第1・2号に対応）
第2号		●	●	●	●	●	
第3号	特定の者	特定の者が必要とする行為					・登録研修機関による研修（認定証第3号に対応）

第1号
不特定多数の者に、喀痰吸引、経管栄養全ての行為が可能

第2号
不特定多数の者に、任意の実地研修を修了した行為の実施が可能

第3号
特定の者が必要とする行為のみ実施可能

3 医療の倫理

医療は、人の健康と生命に深く関わっており、利用者さんの信頼に応える良質で誠実な医行為を謙虚に行うことが求められます。介護職員等が医療的ケアを行う際も、医療の倫理上の原則を踏まえるように心がけましょう。

【医療の倫理上の4原則】
※1979年ビーチャーム（Beauchamp,T.L.）とチルドレス（Childress,J.F）が提唱
① **自律尊重**（自律的な患者の意思決定を尊重する）
② **無危害**（患者に危害を及ぼすのを避ける）
③ **善行**（患者に利益をもたらす）
④ **正義**（利益と負担を公平に配分する）

自己決定の権利
自分に関わることは
自分で決定できること

インフォームドコンセント

医行為や治療について情報をわかりやすく提供し、治療を受ける本人が説明を理解し同意すること。

個人情報の保護

「個人情報保護法」により、個人情報の利用は医療サービスのためなど目的を特定し、本人の同意を得ること。

✚ おしえて！竹岡先生 ✚

個人の尊厳やご家族の意向を尊重し、理解を得た上で医療的ケアに臨むことを心がけましょう。

マンガでわかる

リスクマネジメント
～ヒヤリハット・アクシデントの報告～

事故が起こらないように予防策を考え、万が一起こったときには迅速に確実に対応することを、**リスクマネジメント**といいます。

 どんなベテランの人でも、事故やミスを起こす可能性があります。

事故が起こったときには、個人の責任に押し付けず、医療チームで情報を共有し、組織として対処することが大切です。

 チーム医療

常日頃からヒヤリハットやアクシデントの報告書を作成し、発生の原因・状況・背景などを記録して、再発防止につなげましょう。

アクシデント

実際に事故が起こってしまい、処置や治療を必要とすること。

ヒヤリハット

事故に至ってはいないけれど、ヒヤリとしたこと、ハッとしたこと。

（事故が発生する確率）

| 1 | 重大な事故 |
| 29 | 軽微な事故 | } **アクシデント**

── 事故にならない異常　**ヒヤリハット**

300

ハインリッヒの法則

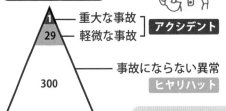 1件の事故の背後には29件の軽微な事故、その背後には300件の事故寸前の危険な状態があるというもの。

4 清潔保持と感染予防

✚ 清潔操作と不潔操作

医療の「清潔」「不潔」は、一般的なイメージとは異なります。

清潔：無菌であろう状態
不潔：菌がついているであろう状態

手指消毒した直後の手は清潔でも、その手でどこかに触れれば不潔になります。明らかに汚れているといったような見た目の基準では、菌がいるかどうかは判断できません。医療的ケアに従事する際には、必要物品が清潔か不潔か、といった意識を常に持つことが重要です。

感染が成立する三つの要因と感染対策

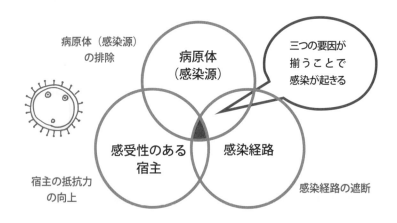

病原体（感染源）
の排除

病原体
（感染源）

三つの要因が
揃うことで
感染が起きる

感受性のある
宿主

感染経路

宿主の抵抗力
の向上

感染経路の遮断

感染成立の3要因への対策

病原体を　1 持ち込まない
　　　　　2 持ち出さない
　　　　　3 拡げない

✚ 基本の手洗い

●手洗いの方法　※流水と石けんで洗います。

指輪や腕時計などを
はずす。

手の平をこする。

手の甲をこする。

指先で手の平をこす
る。

指の間を洗う。

親指のつけ根を洗う。

手首を洗う。

ペーパータオルでよ
く拭き、乾かす。

手洗いにおける洗い残しの発生しやすい場所

■ 頻度が高い
　頻度がやや高い

手の甲

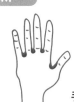

手の平

●手指消毒（速乾性擦式手指消毒剤）の方法

消毒液 3ml を手の平
に取る。

はじめに両手の指先
に消毒液をすりこむ。

次に手の平によくす
りこむ。

手の甲にもすりこむ。

指の間にもすりこむ。

親指のつけ根にもす
りこむ。

手首も忘れずに乾燥
するまですりこむ。

拭かずに乾かす。

11

✚ ケア内容と防護

● 必ず着用　　◎ 飛散がありそうな場合は着用

ケア内容	防護の状況			
	手袋	ガウン・エプロン	マスク	ゴーグル
喀痰吸引	●	◎	◎	◎
経管栄養	●			
汚染リネンの交換	●	●	●	
血液や体液付着物の洗浄	●	●	◎	◎
排泄物の処理	●	◎	◎	

5 健康状態を知る

✚ バイタルサイン

バイタルサイン（vital：生命／ signs：徴候）とは、一般的に体温、脈拍、呼吸、血圧を指します（場合によっては意識の状態も含む）。日頃から利用者さんの健康状態をよく観察するとともに、「いつもの状態」を知っておくことが早期の異常の発見につながります。

✚ バイタルサインの正常値

●いつもと違う状態に気付くための目安

体温	36~37℃
脈拍	60~80 回
血圧	120mmHg 未満（収縮期） 80mmHg 未満（拡張期）
呼吸	12~18 回／分
酸素飽和度	95~100%
意識レベル	意識清明

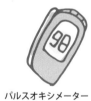

パルスオキシメーター
(酸素飽和度測定器)

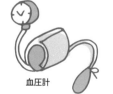

血圧計

✚ 観察の視点

顔：表情／顔のむくみ／顔色
皮膚：皮膚の張り・つや／乾燥
食事：食欲／箸の使い方／手のふるえ

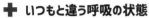

✚ いつもと違う呼吸の状態

いつもと違う呼吸の状態＝異常を感じた場合は、すぐに医師や訪問看護師に連絡し、適切な対処をしてもらうことが大切です。

	正常な状態	異常な状態
呼吸回数（回／分）	成人：12〜18 幼児：約25 乳児：約30	・呼吸回数が増えたり、減ったりする
呼吸音	スースー	・音がおかしくなる ・ヒューヒュー、ゼーゼー、ゴロゴロ（痰や分泌物）
呼吸の仕方	胸部や腹部が、呼吸に合わせてほぼ一定のリズムで膨縮する	・呼吸の間隔が不規則になる ・肩を上下する ・口をすぼめて呼吸する
呼吸の苦しさ	息苦しくない	・息がうまく吸えない ・息苦しい ・苦痛の表情 ・顔色が悪い ・チアノーゼ ・冷感、冷汗 ・脈が速くなる／弱くなる ・酸素飽和度（SpO2）の低下

呼吸がしづらくなる原因

気道：気道が狭くなる／気道に物がつまっている
肺：ガス交換が十分にできていない／肺の炎症やうっ血
呼吸運動：横隔膜や胸の筋肉の動きに障害がある　　など

✚ いつもと違う意識の状態

JCS(Japan Coma Scale　ジャパン・コーマ・スケール)

日本で使用されている意識障害の評価指標として、JCS があります。JCS は意識レベルを 0 から 300 の点数で表現します。0 が正常な状態で、数字が大きくなるほど、意識障害が重いことを示します。

Japan Coma Scale

Ⅲ群	刺激をしても覚醒しない
300	まったく動かない
200	手足を少し動かしたり顔をしかめる（除脳硬直を含む）
100	払いのけるような動作をする
Ⅱ群	**刺激すると覚醒する**
30	かろうじて開眼する
20	痛み刺激で開眼する
10	呼びかけで容易に開眼する
Ⅰ群	**刺激しないでも覚醒している**
3	名前、生年月日が言えない
2	見当識障害あり
1	清明とはいえない

R: 不穏 , I: 糞尿失禁 ,A: 自発性喪失

R : Restlessness（不穏）
I : Incontinence（糞尿失禁）
A : Apallic または Akinetic mutism（自発性喪失）

【具体例】
意識レベル 3 ／自発性喪失の場合「3A」
意識レベル 20 ／不穏・糞尿失禁の場合「20RI」

参考　日本神経治療学会．「脳卒中ガイドライン 2009」
https://www.jsnt.gr.jp/guideline/img/nou2009_fu/pdf.（2023/6/25）

6 急変時の対応

利用者さんの状態が急激に変化し、通常の介護では対応しきれない場合の対応をまとめています。以下の点を心がけましょう。

● 応急手当共通心得8箇条 ●

① まずは落ち着いて、状況の観察と確認
② 担当の医師・訪問看護師に連絡
③ 自己判断で行動せず「報告・連絡・相談」
④ 緊急時には複数の職員で対応
⑤ 利用者とご家族の同意を得た上で対処
⑥ 急変時のバイタルサインや時間を記録に残す
⑦ あらかじめ急変時の対応策を利用者、ご家族などと共有しておく
⑧ 緊急時の連絡網を把握しておく

✚ 一次救命措置の必要性

心臓停止、呼吸停止、出血などの緊急事態には、人命を救うために一次救命措置を行います。一次救命措置に特別な資格は必要なく、誰でも行うことができます。傷病者が発生した場合、その場にいる人が応急手当を行うことで救命効果が高まります。

※死亡率約50％になるのは、心臓停止後約3分、呼吸停止後約10分、多量出血後約30分経過したときとなり、それまでに救命措置をしなければ、助かる率は低くなります。

AED（Automated External Defibrillator 自動体外式除細動器）

AEDは、機器が自動的に解析を行い、必要に応じて電気ショック（除細動）を与え、心肺蘇生を試みる医療機器です。いざというとき慌てないように、常日頃からご近所や地域内のAED設置場所を確認し、実施できるよう定期的にトレーニングをしておきましょう。

第2章
喀痰吸引
〈基礎知識編〉

1 呼吸の仕組みと働き

✚ 呼吸とは

呼吸は、外呼吸と内呼吸に分けられます。そのうち、口や鼻から空気を肺に吸い込み、肺で酸素と二酸化炭素のガス交換を行い、また口や鼻から空気を吐き出すことを外呼吸といいます。通常、この外呼吸のことを「呼吸」と呼んでいます。

✚ 上気道の構造

口や鼻から入った空気は、咽頭を通り、気管の方へ流れていきます。食道と気管が枝分かれした部分まで（鼻腔・咽頭・喉頭）を上気道といいます。枝分かれした部分には、蓋（喉頭蓋）があり、気管の方へ食べ物が入らないような仕組みになっています。

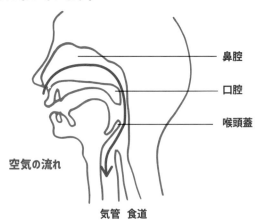

鼻腔
口腔
喉頭蓋
空気の流れ
気管　食道

✚ 下気道の構造

下気道は、枝分かれした部分から下の気管・気管支部分を指します。気管が2、3回枝分かれし、肺胞へとつながっています。この部分は、菌やほこりが無い状態です。肺胞の数は、約3億個あるといわれています。

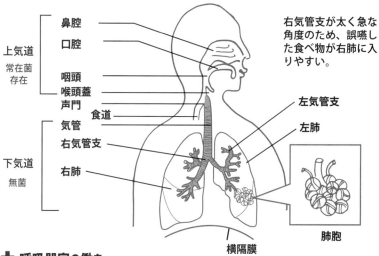

上気道
常在菌
存在

- 鼻腔
- 口腔
- 咽頭
- 喉頭蓋
- 声門
- 食道

下気道
無菌

- 気管
- 右気管支
- 右肺

右気管支が太く急な角度のため、誤嚥した食べ物が右肺に入りやすい。

左気管支
左肺
肺胞
横隔膜

✚ 呼吸器官の働き

呼吸器官の主な働きは、換気とガス交換です。酸素を取り込んで二酸化炭素を出す、これを換気といいます。肺や心臓や脳など、なんらかの病気やけがによって呼吸に障害が出ると、この換気ができなくなります。息苦しさを感じ、意識を無くしたりと、生命維持が難しくなり、命の危険があります。人工呼吸器は、この換気を助けるためのものです。

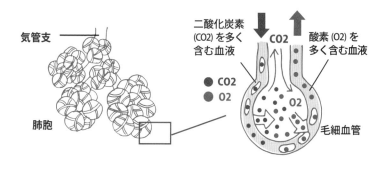

気管支
肺胞

二酸化炭素(CO2)を多く含む血液
酸素(O2)を多く含む血液
● CO2
● O2
毛細血管

2 人工呼吸器の基礎知識

✚ 人工呼吸器の仕組み

なんらかの原因によって換気が十分にできなくなった場合、人工的に圧力をかけて肺に酸素を送り込む装置が、人工呼吸器です。人工呼吸器を装着し、呼吸の維持・改善を行う治療を、人工呼吸療法といいます。

✚ 人工呼吸器の種類

人工呼吸療法は、大きく2種類に分けられます。

TPPV（侵襲的陽圧換気療法）

気管切開、気管挿管などの侵襲的な処置をして、呼吸療法を行う方法

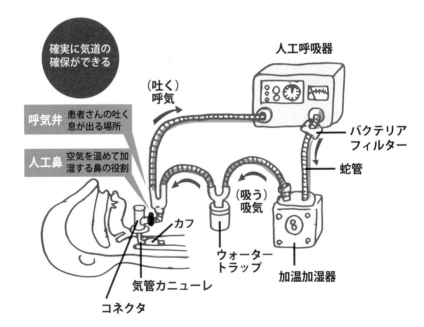

気管切開など侵襲的な処置をせず、マスクなどを通して呼吸療法を行う方法

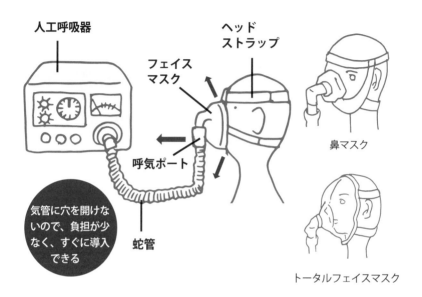

人工呼吸器

ヘッドストラップ

フェイスマスク

呼気ポート

蛇管

気管に穴を開けないので、負担が少なく、すぐに導入できる

鼻マスク

トータルフェイスマスク

✚ 人工呼吸器の使用前チェックリスト

☐ コンセントが電源につながっているか
☐ 人工呼吸器本体の AC 電源ライトがついているか
☐ バッテリーの残量はあるか
☐ 患者さんのところから人工呼吸器本体までの回路に異常がないか
☐ アラームが鳴っていないか
☐ 呼吸器本体のモニターに呼吸数、換気量、気道内圧などが表示されているか
☐ 加温加湿器がついている場合、加温加湿器のアラームが鳴っていないか
☐ 緊急時に備えて、人工呼吸器のバッテリー駆動で何時間稼働できるかを確認しているか

利用者さんの日常の気道内圧、1回換気量や呼吸数がどのくらいかを知っておきましょう。

19

➕ TPPV と NPPV の呼吸回路の違い

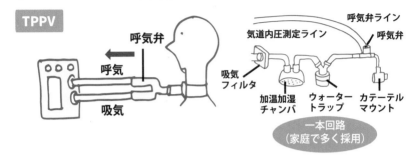

※リークとは、空気がもれていることを指します。

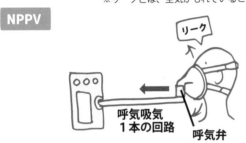

➕ 人工呼吸器のアラーム

人工呼吸器が設定通りに換気が保たれていない時、アラームが鳴り、なんらかの異常を知らせてくれます。何が原因でアラームが鳴っているのか、画面上の表示をよく確認しましょう。アラームの音によって対処法が異なります。

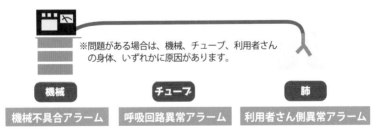

※原因不明のアラームが鳴り続ける場合は、訪問看護師や人工呼吸器供給管理会社の担当者などに連絡をとりましょう。

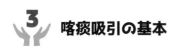

3 喀痰吸引の基本

✚ 喀痰とは

喀痰とは、唾液、鼻汁、そして肺・気管から排出される老廃物や小さな外気のゴミなど、三つを含む粘液性のものです。喀痰吸引とは、これらすべての分泌物を総称した、広い意味での喀痰を吸引する行為を指します。

✚ 喀痰排出の仕組み

気管内部は、常に湿った状態になっています。これは上気道でキャッチできなかったほこり、微生物などの異物を捉えるためです。捉えられた異物は、細胞から出る粘液と混ざり合って痰となり、気管内部の表面に生えている線毛が痰を喉の方へ戻そうと動きます。この動きを線毛運動といいます。

気道粘膜の線毛運動

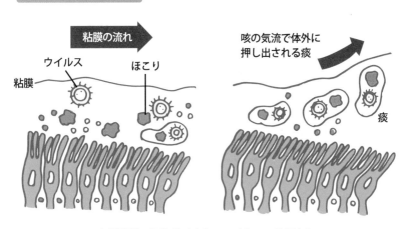

粘膜の流れ

ウイルス ほこり

粘膜

咳の気流で体外に
押し出される痰

痰

気道粘膜の細胞がベルトコンベヤーの役割をし、
異物が気管から口腔の方へ、一定方向に送られる。

✚ 喀痰吸引

人の体は、無意識に、溜まった痰を出そうとして咳を出します。病気やけがの影響などで、この痰を出す力が弱くなっている人は、痰が貯留して空気の通り道を塞いでしまう恐れがあります。それを気道閉塞といいますが、気道閉塞が起こると、呼吸の苦しさや呼吸の仕方、顔色が変化し、窒息する可能性もあります。そのように自力で痰を出すことができない場合に、器具を使って痰を吸い出すことを、喀痰吸引といいます。前述の通り、喀痰吸引は医行為であり、行うためには医師の指示書が必要です。

気道と食道

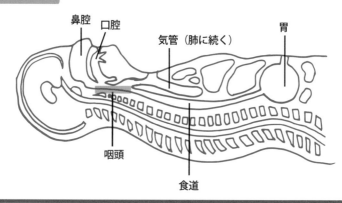

鼻腔　口腔　　　気管（肺に続く）　　　胃

咽頭

食道

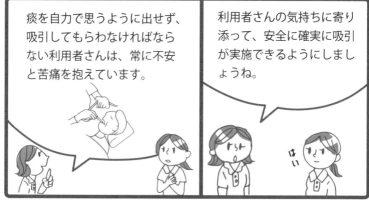

痰を自力で思うように出せず、吸引してもらわなければならない利用者さんは、常に不安と苦痛を抱えています。

利用者さんの気持ちに寄り添って、安全に確実に吸引が実施できるようにしましょうね。

はい

➕ いつもと違う痰の状態

痰の性状観察は、身体の異変の早期発見につながります。いつもと違うと
感じた時には医師や訪問看護師に連絡し、性状を記録しておきましょう。

	性状の変化	推測される状態
色	白色で粘りがある 黄色 緑色	・なんらかの感染がある
	赤色	・口、鼻、喉、気管などに傷があるか、出血している
粘性（粘り気）	サラサラしている	・透明で量が増える： 急性の気道の炎症／アレルギー
	粘り気がある	・体内の水分が不足している ・色の変化（黄色／緑色）はなんらかの感染がある
におい	腐敗臭 甘酸っぱいにおい	・なんらかの感染がある

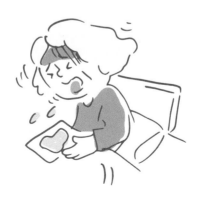

4 介護職員が行える喀痰吸引の範囲

介護職員が行うことのできる喀痰吸引の範囲は決められています。すべて医師の指示の下に行います。

口腔内の喀痰吸引の範囲

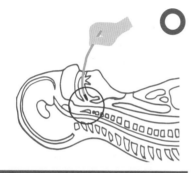

○

チューブの先端が口腔内（咽頭手前）にある

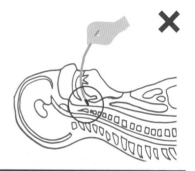

×

チューブの先端が咽頭に触れている

鼻腔内の喀痰吸引の範囲

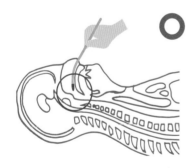

○

チューブの先端が鼻腔内にある

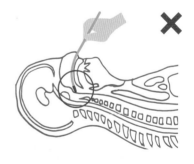

×

チューブの先端が咽頭に触れている

気管カニューレ内の喀痰吸引の範囲

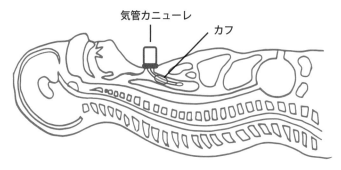

気管カニューレ装着図

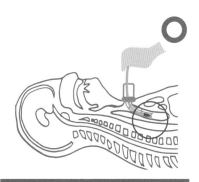

チューブの先端が気管カニューレ内にある

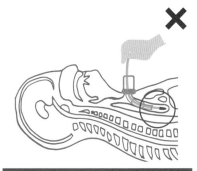

チューブの先端が気管カニューレ外に出ている

✚ おしえて！竹岡先生 ✚

介護職員が実施できる気管カニューレ内吸引の範囲は、
気管カニューレからはみ出さない深さまでとなります。
カニューレより先の部分には迷走神経があり、刺激により心臓や呼吸が停止することがあるので注意が必要です。

第3章

喀痰吸引
〈実践編〉

 喀痰吸引で使う必要物品

喀痰吸引には、次のようなものが必要です。

①吸引器、接続管
②吸引チューブ～気管カニューレ内用と、口腔内・鼻腔内用で分ける
③滅菌手袋
④セッシ（ピンセット）およびセッシたて
⑤滅菌蒸留水～気管カニューレ内用
⑥水道水（洗浄水）～口腔内・鼻腔内用
⑦吸引チューブの保存容器
⑧アルコール綿、清浄綿
⑨タオル
⑩手指消毒剤

> 気管カニューレ内用と、口腔内・鼻腔内用で、吸引チューブや容器を分けること！

　※在宅では、③は清潔な使い捨て手袋でもよいでしょう。

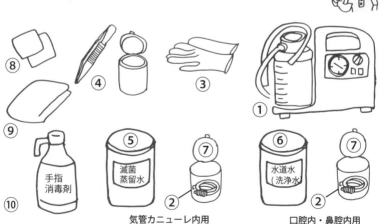

✚ 吸引チューブの種類

コネクタタイプ　　　　　調節バルブタイプ

先端の形状

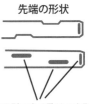

吸引できる孔は3カ所

カラーコード（単位：Fr 外径）

灰色 5	薄緑 6	薄青 8	黒 10	白 12	緑 14	橙色 16	赤 18

※ハブカラーは ISO8836/JIST3251 に準拠しています。色調は見本です。実際の製品の色と若干異なります。

✚ 吸引チューブの保管方法

保管方法は大きく2種類に分けられます。

浸漬法 しんし	・吸引後、しっかりと汚れを取り除かないと、消毒液に汚れがついたままとなり菌が繁殖してしまう
消毒液に浸して保管する方法	・吸引前にチューブ内の消毒液を流さないと、気管の粘膜を傷つけてしまう恐れがある ・消毒液のコストがかかる ・正しい手順でできれば、感染予防に効果がある

乾燥法	・保管時にチューブ内の水分がない状態を維持しないと、菌が繁殖してしまう
乾燥させて保管する方法	・浸漬法よりもコストがかからず、簡単である

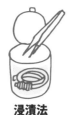

浸漬法

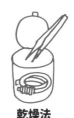

乾燥法

27

2 実施前の観察項目チェックリスト

喀痰吸引前には必ず利用者さんの全身状態、呼吸器周囲、気管カニューレ（装着の場合）などの状況を確認しましょう。

観察項目	観察内容
全身の状態 （意識レベル／覚醒の状況）	☐ 呼びかけると反応するか ☐ 精神的に落ち着いているか
呼吸・脈	☐ 呼吸回数、音、リズムに変化はないか ☐ 酸素飽和度の低下（95%以下）はないか ☐ むせこみはないか ☐ 脈拍数の上昇はないか
顔色・表情・皮膚・爪	☐ 顔色は青白くないか ☐ 苦しそうな表情をしていないか ☐ 口唇や爪が青紫色（チアノーゼ）になっていないか
痰の状態	☐ あふれ出しはないか ☐ 痰のからむゴロゴロ音はないか
利用者の訴え	☐ 息苦しい／痰がたまる／痰が出しづらいなど
口腔内・鼻腔内	☐ 出血や傷はないか ☐ 食物残渣はないか ☐ 義歯ははずれていないか
人工呼吸器（口・鼻装着）	☐ 作動状況は正常か ☐ 口・鼻マスクの位置はずれていないか ☐ 顔の皮膚は損傷していないか
気管内・気管カニューレ周囲	☐ 出血や傷はないか ☐ 周囲に出血、皮膚のびらん、肉芽はないか ☐ 気管カニューレの固定状態は正常か
人工呼吸器	☐ 作動状況は正常か ☐ 気道内圧は上昇していないか ☐ 機器の異常音はないか ☐ カフエアは正常か

3 喀痰吸引の手順

✚ 主な対象者

・病気やけがなどで唾液が飲み込めない
・痰をうまく出せない
・誤嚥性肺炎を繰り返している

✚ 口腔内の喀痰吸引の場所

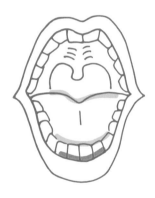

分泌物などの貯留物がたまりやすい場所

奥歯とほおの間

舌の上下と周囲

前歯と唇の間

✚ 口腔内の喀痰吸引のポイント

吸引チューブ挿入の長さ

咽頭の手前（口蓋垂、のどちんこのあたり）とされています。口蓋垂周囲を
刺激すると、嘔吐を誘発する反射が起こりますので注意しましょう。

吸引時間

吸引をしている最中は、息止めをしている状態です。吸引時間が長いと息が
苦しくなるため、吸引時間は 10 秒以内にしましょう。

➕ 口腔内の喀痰吸引の手順

1 医師の指示書を確認する。

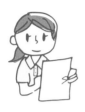

2 石けんと流水で手を洗う。
（手洗いについては P11 参照）

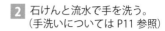
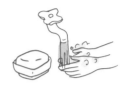

3 必要物品を確認し、配置する。

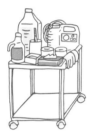

4 吸引器が正常に作動するか、事前に点検しておく。

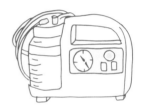

5 利用者さんに吸引について説明する。

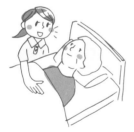

6 姿勢やベッドの高さを調整し、吸引が受けやすい環境を整える。

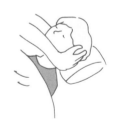

7 吸引前の利用者さんの状態を観察する。

8 手袋を装着、またはセッシを持つ。

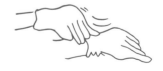

9 浸漬法で保管した吸引チューブを取り出し、吸引器の連結管と接続する。

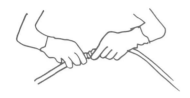

10 乾燥法で保管した吸引チューブを使用する場合は、外側を清浄綿で拭く。

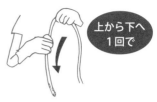

上から下へ
1回で

11 吸引チューブを持っていない利き手と反対の手で、吸引器の電源を入れる。（利き手は、清潔なまま）

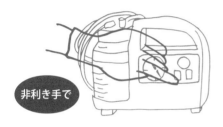

非利き手で

12 洗浄水（水道水）の入った容器に吸引チューブの先端を入れて水を吸引し、決められた吸引圧になることを確認する。

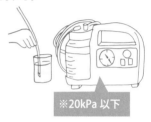

※20kPa 以下

吸引圧が 20kPa（キロパスカル）以下であることを吸引圧表示器の針で確認する。

13 吸引チューブについた水をよく切る。

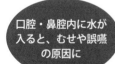

口腔・鼻腔内に水が入ると、むせや誤嚥の原因に

14 利用者さんに吸引の開始について声かけをする。

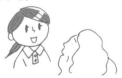

✚ **おしえて！竹岡先生** ✚

返事ができない利用者さんでも、必ず声かけをしましょう。
「痰がゴロゴロしてきましたね。チューブで吸い取りますね」
「呼吸は苦しくないですか」「痰がからむ感じはありますか」
「痰を取る間は、少し苦しいかもしれませんが、痰が取れると
　楽になりますのでがんばりましょうね」

15 吸引チューブを決められた深さまで静かに挿入し、吸引する。（決められた吸引圧を守る）

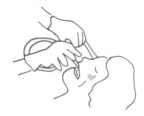

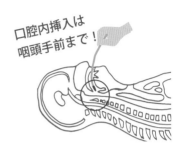

口腔内挿入は咽頭手前まで！

16 吸引チューブは回転させながら使用する。（決められた吸引時間を越えない）

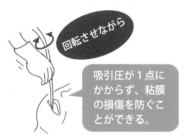

回転させながら

吸引圧が1点にかからず、粘膜の損傷を防ぐことができる。

17 吸引チューブを静かに抜く。

18 吸引チューブの外側を清浄綿で拭く。

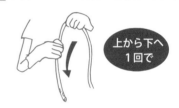

上から下へ1回で

19 洗浄水を吸引し、吸引チューブの内側の汚れを落とす。

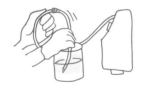

20 非利き手で吸引器の電源を切る。

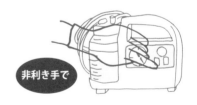

非利き手で

21 吸引チューブを連結管からはずして、保管容器に戻す。

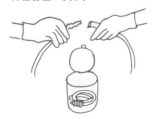

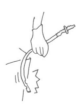

吸引チューブを周囲に当てない

吸引チューブに、残った汚れや損傷がないか確認

22 手袋をはずす。

23 利用者さんに吸引が終わったことを
告げ、状態を確認する。

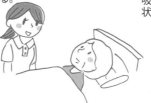

吸引前と吸引後の
状態を観察する。

24 姿勢やベッドの高さを調整し、楽な
姿勢に整える。

25 石けんと流水で手を洗う。

26 実施後の利用者さんの状態を、訪問
看護師に報告する。

27 ヒヤリハット・アクシデントが発生
した場合には、次の 6 項目を正確
に伝える。

Point

報告のポイント
①いつ　②どこで　③誰が（何が）
④どのように　⑤何を　⑥どうした

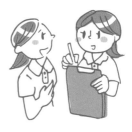

Point

報告のポイント
①全身状態　②痰の量　③性状等

28 器具、使用物品の片付け・交換を行
う。

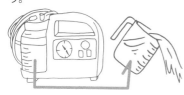

廃液は、吸引瓶の 70~80%に
なる前に捨てる。

29 実施内容の記録をする。

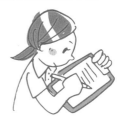

30 取り切れていない場合は、時間をあけ
て再度吸引する。

鼻腔内の喀痰吸引

✚ 主な対象者

・口から痰をうまく出せない
・誤嚥性肺炎を繰り返している
・鼻汁が多いが、自分で鼻をかめない

✚ 鼻腔の構造

鼻腔の構造を理解しておきましょう。

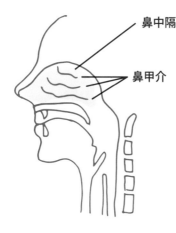

鼻中隔

鼻甲介

左右の鼻腔には、上、中、
下の三つの鼻甲介というヒダ
が垂れ下がっている。

✚ 鼻腔内の喀痰吸引のポイント

吸引チューブ挿入の長さ

　鼻はうまく入れれば8～10cm挿入可能です。鼻腔内は微細な血管がたくさん
ある場所があり、吸引チューブを無理に挿入することで出血が起こる可能
性が高いため、抵抗があれば無理に挿入しないでください。

吸引時間

　吸引をしている最中は、息止めをしている状態です。吸引時間が長いと
息が苦しくなるため、吸引時間は10～15秒以内にしましょう。

✚ 鼻腔内の喀痰吸引の手順

※基本的手順は、P30〜の口腔内の喀痰吸引を参照。

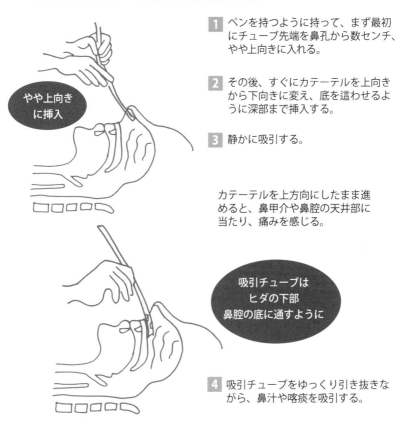

やや上向き
に挿入

1 ペンを持つように持って、まず最初にチューブ先端を鼻孔から数センチ、やや上向きに入れる。

2 その後、すぐにカテーテルを上向きから下向きに変え、底を這わせるように深部まで挿入する。

3 静かに吸引する。

カテーテルを上方向にしたまま進めると、鼻甲介や鼻腔の天井部に当たり、痛みを感じる。

吸引チューブは
ヒダの下部
鼻腔の底に通すように

4 吸引チューブをゆっくり引き抜きながら、鼻汁や喀痰を吸引する。

✚ おしえて！竹岡先生 ✚

左右の鼻腔は奥でつながっているため、もし吸引チューブが入りにくい場合は、無理をせず、反対側の鼻腔から吸引を行いましょう。

✚ 気管カニューレ内の喀痰吸引

自力で呼吸することが困難で、痰を出すことが不可能なため、気管に穴を開け（気管切開）、気管カニューレを装着し呼吸をしている（侵襲的人工呼吸療法）利用者さんに対し、カテーテルを用いて機械的に分泌物を除去することを、気管カニューレ内喀痰吸引といいます。

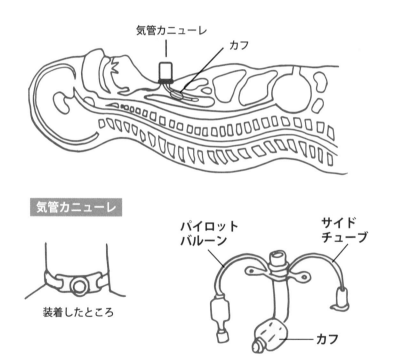

気管カニューレ

装着したところ

パイロット
バルーン

サイド
チューブ

カフ

気管カニューレには、さまざまな種類があります。
※ サイドチューブ（カフの上部にたまっている分泌物を吸い出すための細い管）がないタイプもあります。

✚ 気管カニューレ内の喀痰吸引のポイント　※医師の指示書を確認すること

吸引チューブ挿入の長さ

チューブ挿入の長さは気管カニューレ内 10cm 以内とします。気管カニューレを超えると、気管支の分岐点を傷つけてしまったり、気管にある迷走神経を刺激して、血圧低下や心臓、呼吸の状態が悪くなる危険性があり、注意が必要です。

吸引時間

吸引時間は 10 秒程度とします。気管内吸引をしている最中の利用者さんは、息を止めている、または呼吸が弱い状態で、吸引時間が長いと非常に息が苦しくなります。できるかぎり吸引時間は短くしてください。

吸引圧力

吸引圧力は 150mmHg（＝20kPa）以下にします。適切な吸引圧を守らないと、気管粘膜の損傷やさらに危険な肺損傷の恐れがあります。必ず守りましょう。

その他の留意事項

1 無菌操作を徹底する。

気管カニューレが挿入されている下気道は無菌状態のため、必ず清潔な吸引チューブを使用し、滅菌蒸留水を用いた無菌操作が必要です。

2 吸引チューブは、原則として単回利用とする。

気管カニューレ内に使用するチューブと、口腔内・鼻腔内のチューブは区別し、口腔内・鼻腔内の吸引に使用したチューブは気管内には使用できません。浸漬法の保管チューブを再利用する場合は、吸引チューブに付着する消毒液を清浄綿等で拭き取ります。アルコール綿で拭く場合は、吸引チューブを十分に乾燥させましょう。

✚ 気管カニューレ内の喀痰吸引の手順

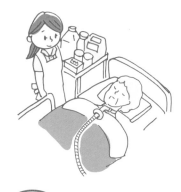

1. 医師の指示書を確認する。

2. 石けんと流水で手を洗う。

3. 必要物品を確認し、配置する。

4. 吸引器が正常に作動するか、事前に点検しておく。

5. 利用者さんに吸引について説明する。

6. 姿勢やベッドの高さを調整し、吸引が受けやすい環境を整える。

7. 吸引前の利用者さんの状態を観察する。

8. 手袋の装着、またはセッシを持つ。

無菌操作を徹底する！

基本的には滅菌手袋を使用するが、在宅では清潔な使い捨て手袋でもよい。

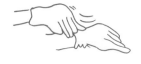

9. 吸引チューブを清潔に取り出し、連結管と接続する。

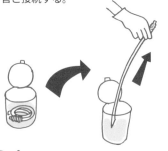

Point

吸引チューブの先端から 15cm は、挿入前に周囲に絶対触れないように。

使い捨て吸引チューブを使用する場合

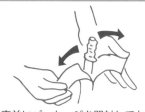

事前にパッケージを開封しておき、手袋の装着後すぐに、吸引チューブを取れるようにしておくとよい。

10 浸漬法の場合、吸引チューブに付着している消毒液をアルコール綿で拭き取る。

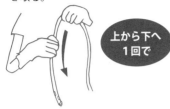

上から下へ
1回で

11 非利き手で吸引器の電源を入れる。

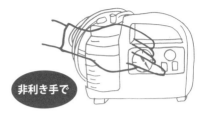

非利き手で

12 滅菌蒸留水の入った容器に吸引チューブの先端を入れて水を吸引し、決められた吸引圧になることを確認する。

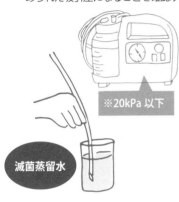

※20kPa 以下

滅菌蒸留水

13 吸引チューブについた水をよく切る。

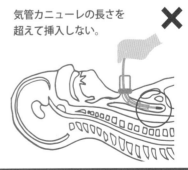

単回使用の場合は、吸引チューブの根元を折って吸引圧を確認する方法もある。

14 吸引チューブを静かに挿入する。

吸引チューブの根元を折らず、陰圧をかけた状態で行う。

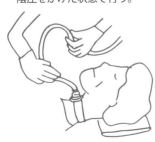

気管カニューレの長さを
超えて挿入しない。　✕

チューブの先端が気管カニューレ外に出ている

15 吸引チューブを静かに回転させながら、吸引圧が1点にかからないように分泌物を吸引する。
（決められた吸引圧を守る）
（決められた吸引時間を越えない）

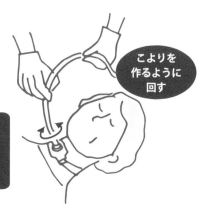

こよりを
作るように
回す

Point

吸引を実施しているとき、利用者さんは息止めをしている状態である。気管カニューレ内吸引は、10秒程度で決められた吸引時間内で短時間で行う。

16 吸引チューブを静かに抜く。

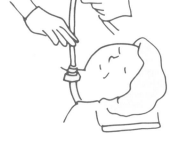

17 吸引チューブの外側を清浄綿で拭く。

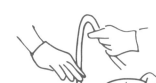

上から下へ
1回で

18 滅菌蒸留水を吸引し、吸引チューブの内側の汚れを落とす。

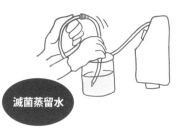

滅菌蒸留水

19 非利き手で吸引器の電源を切る。

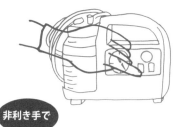

非利き手で

20 片付ける。以降はP33 **22** 以降を参照。

4 実施中〜実施後の観察項目チェックリスト

気管カニューレ内吸引は、吸引時間が長くなることにより、低酸素状態や迷走神経反射が出現するなど、リスクが伴います。十分注意して観察しましょう。

観察項目	観察内容
意識状態	☐ 呼びかけると反応するか ☐ 意識の状態の変化はないか
呼吸・脈	☐ 呼吸回数、音、リズムに変化はないか ☐ 酸素飽和度の低下はないか ☐ 脈拍数の上昇はないか
顔色	☐ 吸引前に比べて顔色は青白くないか
表情	☐ 苦しそうな表情をしていないか
皮膚・爪	☐ 口唇や爪が青紫色(チアノーゼ)になっていないか
痰の状態	☐ 痰や唾液が粘度が強く、引ききれないことはないか ☐ 吸引前の痰のからむゴロゴロ音は消失したか ☐ 吸引物の量、色、性状、においなどがいつもと違っていないか
利用者の訴え	☐ 吐き気・嘔吐を誘発していないか
気管カニューレ周囲	☐ 見える範囲に出血や傷はないか ☐ 周囲の皮膚の状態に変化はないか ☐ バンドの固定は緩くなっていないか ☐ 気管カニューレが傾いていないか ☐ カフ圧が減っていないか

✚ おしえて！竹岡先生 ✚

意識、呼吸状態に変化がある場合は、緊急性が高いため、訪問看護師や医師にすぐに報告しましょう。

5 その他の留意点

➕ 子ども（医療的ケア児）の喀痰吸引

日常的に喀痰吸引などの医療的ケアが必要な医療的ケア児がいます。子どもと大人の吸引では、身体的な特徴や対応に異なる点がありますので、以下の点に気を付けましょう。

・肺、気管、鼻腔など体の機能が未熟で未発達であり、個人差も大きい。
・吸引による呼吸への影響を受けやすいため、医師の指示を厳守し、十分に注意して実施する。
・自分でしんどいと言えないため、異常の発見が遅れる場合がある。
・免疫機能が弱く、感染すると容易に悪化する。
・吸引が恐怖、苦痛を伴うものであることを認識する。

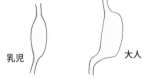

乳児と大人の胃の違い

乳児　　大人

胃が垂直に近いので、吸引で容易に嘔吐する。

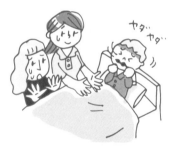

吸引の必要性を理解できず嫌がることも……

➕ 利用者さん・ご家族への対応

苦痛を伴う吸引を受ける利用者さん、ご家族は、常に不安と背中合わせです。療養生活の経過とともに、精神的負担や不安が次第に大きくなることもあり、気持ちも一定ではなく日々変化します。

利用者さん、ご家族の不安や要望に耳を傾け、具体的な思いを聞いた上で、医師、訪問看護師とも相談しながら、どのように対処できるか検討します。介護職員は利用者さんやご家族の気持ちの変化をまず受け止め、寄り添うことが大切です。

✚ 喀痰吸引ヒヤリハットの事例 ✚

《手技編》

CASE-1 吸引する時間が長くなり、酸欠を起こしそうになった。

➡ 吸引時間が長いと息が苦しくなるため、吸引時間は 10 秒以内にする。

➡ 一度に取りきれない場合は、回数を分ける。

CASE-2 吸引圧の確認をせず、高い吸引圧で実施してしまった。

➡ 吸引を中止し、利用者さんの状態を観察する。

《衛生編》

CASE-1 鼻や口を吸引した吸引チューブで、気管内の吸引を行った。

➡ 気管内専用の吸引チューブを用いるか、新しい吸引チューブを使用して吸引をする。

CASE-2 吸引チューブを清浄綿で拭いた後、自分の手に当たってしまった。

➡ たとえ手袋をしていても、菌が付着している可能性があるため、再度清浄綿で拭いてから吸引を実施する。

CASE-3 保管器の中に入っているセッシをテーブルの上に置いてしまった。

➡ 吸引瓶の中に戻す前に、先端から手で持つところまでを清浄綿で拭いて、消毒してから戻す。

CASE-4 吸引が終わったが、保管容器のフタを開けたままにした。

➡ フタが開いていると、ほこりや菌が容器に混入する原因となるため、終わったら必ずフタを閉じておく。

CASE-5 浸漬法の吸引チューブを使用する際、汚れたものが浮いていたため、清浄綿で拭いてから使用した。

➡ 浸けている消毒液に何か浮いている＝菌が繁殖している、可能性がある。吸引チューブを新しいものに交換し、浸けている消毒液も捨てて、新しいものに交換する。

第4章

経管栄養
〈基礎知識編〉

1 消化と吸収

✚ 消化器官の働き

消化酵素を使って食べ物を分解することを消化、分解した栄養素を体内に取り込むことを吸収といいます。消化器官が消化と吸収を司りますが、吸収された栄養素はエネルギーや身体の組織となり、吸収された後の老廃物は便として排出されます。

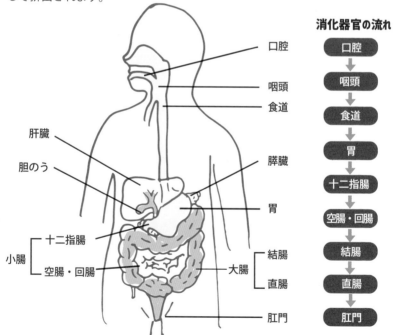

消化器官の流れ

口腔 → 咽頭 → 食道 → 胃 → 十二指腸 → 空腸・回腸 → 結腸 → 直腸 → 肛門

✚ 嚥下の仕組み

口腔内に取り込んだ食べ物を食べて飲み込むことを、嚥下といいます。食べ物が咽頭を通過する際に、連続した嚥下反射により、口腔蓋が下がって気道をふさぎ、食塊が食道へと送り込まれます。

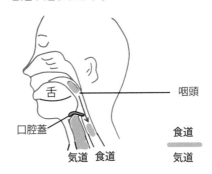

✚ 嚥下障害と誤嚥

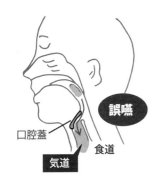

加齢や病気など、なんらかの原因で口腔蓋がうまく閉じなくなることを嚥下障害、飲み込む際に食べ物や唾液が気管に入ることを誤嚥といいます。

> 嚥下障害は単独で引き起こされるものではなく、嚥下に必要な器官の機能が低下したり、何かしらの疾患に合併する形で起こることがあります。

✚ 誤嚥性肺炎

嚥下機能の低下や障害に加えて免疫力が低下している場合に、唾液や食べ物などが気管に入り、それが細菌繁殖することによって肺炎が起こります。それを誤嚥性肺炎といいます。誤嚥性肺炎が起こると、発熱・痰が絡むような咳・膿性痰・喘鳴・呼吸が苦しいなどの症状が出ます。口腔ケアを実施し、誤って気管に誤嚥しても菌が繁殖しないように予防することが大切です。

2 経口摂取が困難な方への経管栄養法

✚ 経管栄養

経管栄養とは、口から食べ物や水分を摂ることができない場合に、消化管内にチューブを挿入して栄養剤を注入し、栄養状態の維持・改善を図る方法です。

✚ 経管栄養の分類

経管栄養の分類は、大きく分けて経鼻経管栄養、胃ろう経管栄養、腸ろう経管栄養の3種類があります。経静脈栄養（点滴で栄養を補う方法）に比べてより食事に近く生理的で、消化管の機能も維持できます。最近は食道ろうも使われており、少しずつ症例が増えてきています。

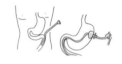

経鼻経管栄養	胃ろう経管栄養	腸ろう経管栄養
メリット	**メリット**	**メリット**
・容易に実施できる ・一時的に行われることも多く、すぐに止められる ・入浴がそのままできる	・経鼻経管に比べて違和感や苦痛が少ない ・胃ろうを作っても口から食事を摂ることができる ・固定されているため抜けにくい ・手術箇所は小さく、衣服で隠れる ・入浴がそのままできる	・経鼻経管に比べて違和感や苦痛が少ない ・胃に障害があっても腸で栄養剤を吸収できる ・胃から腸に管を入れる場合もある ・手術箇所は小さく、衣服で隠れる ・入浴がそのままできる
デメリット	**デメリット**	**デメリット**
・挿入や抜去に痛みを伴うことがある ・ずっと管が入っているため、違和感や不快感がある ・管が入ったままのため、飲み込みにくく、誤嚥しやすい ・チューブが抜けやすい ・管が汚染しやすく、詰まりやすいので、4週間に1回の交換が必要 ・基本的に4週間以上の長期使用の場合、胃ろうに移行する	・胃ろうを作るための手術が必要 ・2～6カ月ごとに交換が必要 ・皮膚トラブルが起こることがあり、定期的なスキンケアが必要	・腸ろうを作るための手術が必要 ・2～6カ月ごとに交換が必要 ・注入速度が速いと胃ろうに比べて吐き気や下痢を起こしやすい ・皮膚トラブルが起こることがあり、定期的なスキンケアが必要

✚ 経管栄養（胃ろう・腸ろう）で使用する栄養チューブの種類

チューブにはいくつかの種類があります。それぞれのメリットとデメリットを確認しましょう。

種類		メリット	デメリット
バルーン	ボタン型	・目立たない ・交換しやすい ・挿入による違和感が少ない	・抜けやすい ・バルーンが破裂することがある ・耐久性が低い（1〜2カ月）
バルーン	チューブ型	・注入時に栄養点滴チューブと接続しやすい ・挿入による違和感が少ない	・抜けやすい ・バルーンが破裂することがある ・耐久性が低い（1〜2カ月）
バンパー	ボタン型	・抜けにくい ・耐久性が高い（4〜6カ月）	・交換時に痛みや圧迫感がある
バンパー	チューブ型	・抜けにくい ・耐久性が高い（4〜6カ月） ・注入時に栄養点滴チューブと接続しやすい	・交換時に痛みや圧迫感がある ・チューブ内側が汚染されやすい ・チューブが取れやすい

体外
腹壁
胃壁
胃内

在宅でよく交換されているのは、バルーンタイプの胃ろうが多いです。

✚ 経管栄養剤の種類

天然濃厚流動食

通常の食事と同様に消化吸収できる場合に使用する、天然素材を使って作られた栄養剤

人工濃厚流動食

天然食品を人工的に処理、もしくは合成したものからなる栄養剤

半消化態栄養剤

栄養バランスにすぐれている

消化態栄養剤

高エネルギー・アミノ酸を多く含む

成分栄養剤

アミノ酸のみで構成され、ほとんど消化を必要としない（医薬品のみ）

液体栄養剤　半固形栄養剤

病態別栄養剤

通常の食事と同様に消化吸収できる場合に使用

半固形栄養剤（ゼリー状）

液体と固体の両方の性質をもち、液状の栄養剤より、もれや逆流などの弊害が少ない

✚ よく使われる経管栄養剤

経管栄養剤は、利用者さんの状態に応じて、医師が指示・処方をします。よく使われるのは以下の3種類ですが、大きな違いは、タンパク質の消化吸収、分解の程度です。

① 半消化態栄養剤　タンパク質
② 消化態栄養剤　ジペプチド
③ 成分栄養剤　アミノ酸

②、③は、消化を必要としないため、利用者さんがうまく吸収や消化ができない場合に使用します。

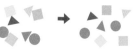
① タンパク質

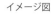

② ジペプチド　③ アミノ酸

イメージ図　体内へ吸収

✚ 経管栄養で起こりやすい体の異変

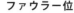

ファウラー位

胃食道逆流

胃の内容物が食道に逆流する現象。逆流しやすい条件、胃内
圧の上昇、栄養剤注入時の不良な体位などにより起こります。
逆流を疑うサインとして、口から栄養剤のにおいがする、
嘔吐する、口腔内吸引で栄養剤が引けるなどがあります。

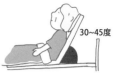

30~45度

30~45度程度に上半身を
起こし、逆流を防止する。

咳込み・誤嚥（誤嚥性肺炎）

食道に逆流した胃の内容物や唾液が気管に流れ込む現象。気道から異物を出そうとする
反射で咳が出ます。誤嚥していても、反射が弱いと咳が出ないこともあります。

しゃっくり・胸焼け・嘔吐・腹痛などの消化器症状

栄養剤の温度、注入速度、濃度が不適切であったり、消化吸収能力が低下しているとき
に起こります。

便秘

水分・食物繊維の不足、運動不足、腸のぜんどう運動低下などにより起こります。

下痢

下痢は異変として多く見られる症状の一つで、要因もさまざまです。

①注入速度による下痢～注入速度が速い
②栄養剤の濃度による下痢～栄養剤の濃度が高い
③栄養剤の温度による下痢～体温より温度が低い
④不潔な操作による細菌性下痢～不十分な手洗い／不潔な用具／栄養剤の汚染

✚ その他のトラブルが発生しやすい場所

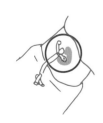

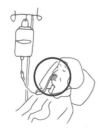

栄養剤の漏れや圧迫などにより、
皮膚のかぶれ、発赤、びらん、
不良肉芽など、スキントラブル
が起こりやすくなります。

49

第5章

経管栄養

〈実践編〉

1 経管栄養で使う必要物品

経管栄養には、次のようなものが必要です。

①経管栄養剤
②イリゲーター（栄養剤を入れる容器）
③点滴スタンド
④S字フック
⑤軽量カップ
⑥栄養点滴チューブ
⑦カテーテルチップシリンジ

⑧白湯
⑨清潔なタオル
⑩手指消毒剤
⑪加圧バッグ
　（半固形栄養剤の場合）
⑫胃ろう接続チューブ
　（胃ろうの場合）

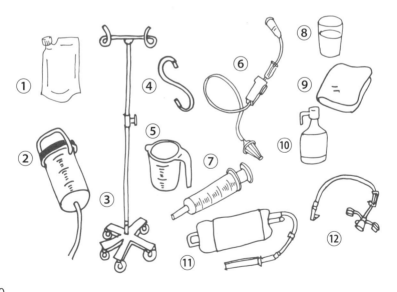

医療的ケアコラム

✚ 経管栄養剤の取り扱い注意点 ✚

栄養剤の適切な温度

夏季：常温
冬季：体内温度（37~38℃）になるよう室内で保管

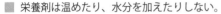

◼ 栄養剤は温めたり、水分を加えたりしない。

◼ 電子レンジは使用禁止。温める必要があるときは、湯煎をする。

◼ ミキサー食は分離しやすいので、時々かき混ぜながら使用する。

◼ 8時間以上続けて滴下しない（腐敗するおそれがある）。

◼ 開封後24時間は冷蔵庫保存が可能なものもあるので、薬剤師に相談する。

✚ 必要物品の洗浄と消毒方法

1 家庭用洗剤でよく洗い、すすぐ。

2 消毒液に1時間以上浸す。

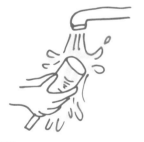

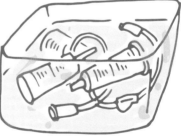

次亜塩素酸ナトリウム
0.0125~0.02%
約12.2~20ml/1000ml

3 よく乾燥させる。

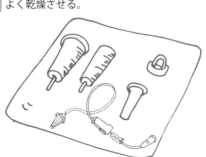

2 実施前の観察項目チェックリスト

いつもの状態との違いや異常がないかチェックし、異常があれば訪問看護師や医師に報告しましょう。

観察項目	観察内容
全身の状態	☐ 意識の状態の変化はないか ☐ 顔色、表情などいつもと変わりはないか ☐ 呼吸状態に変化はないか ☐ 酸素飽和度の低下（95％以下）はないか ☐ 血圧や脈拍数の変化はないか ☐ 体温の上昇はないか ☐ むせこみや嘔吐はないか ☐ 腹部の張りや違和感、便秘などはないか
カテーテルやチューブの周囲	☐ 固定されている場合、テープの剥がれがないか ☐ カテーテルやチューブが抜けていないか ☐ 周囲の皮膚に赤み、びらん、出血などはないか ☐ カテーテルやチューブなどの圧迫によるかぶれ、ただれはないか

3 経管栄養の手順

胃ろう・腸ろうの経管栄養

1 医師の指示書を確認する。

2 石けんと流水で手を洗う。

3 必要物品を確認し、配置する。

4 栄養剤の種類、注入する量、適切な温度、注入開始時刻、注入時間を確認する。

5 イリゲーターを点滴スタンド（またはS字フックなど）に吊るす。

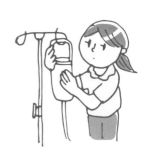

6 イリゲーターに栄養点滴チューブを取り付ける。

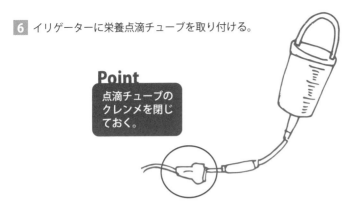

Point

点滴チューブの
クレンメを閉じ
ておく。

7 栄養剤を、イリゲーターに雑菌が混入しないように注ぎ入れる。

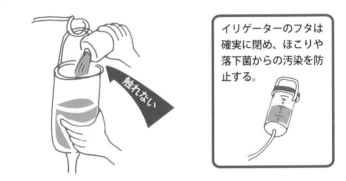

触れない

イリゲーターのフタは
確実に閉め、ほこりや
落下菌からの汚染を防
止する。

8 点滴筒を指で 2、 3 回押し、点滴筒内の 1/3〜1/2 程度、栄養剤を入れる。

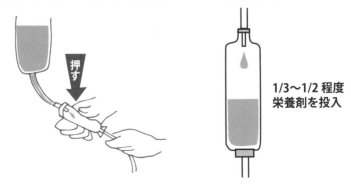

押す

1/3〜1/2 程度
栄養剤を投入

9 クレンメを開けて、栄養点滴チューブの先端まで栄養剤を行き渡らせ、チューブ内の空気を抜き、クレンメを閉じる。

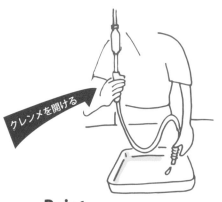

クレンメを開ける

栄養点滴チューブの先端が不潔にならないように注意する。

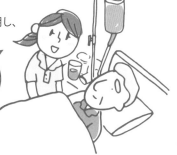

清潔なところに置く。

Point

栄養点滴チューブ内に空気が残ったまま栄養剤を流すと、利用者さんの胃や腸に空気が入ることがあるので要注意。

10 利用者さんの元に栄養剤を運ぶ。

11 胃ろう・腸ろうについて利用者さんに説明し、同意を得る。

これからお食事をはじめましょうね。

✚ おしえて！竹岡先生 ✚

経管栄養注入であっても、「食事」であることを大切にし、開始前には利用者さんにお声かけをしましょう。たとえ意識のない方でも、必ずお声かけをします。

12 姿勢やベッドの高さを調整し、経管栄養注入が受けやすい環境を整える。

※ 上半身を利用者さんの望むファウラー位（30〜45 度）に起こす。
※ 腹部を圧迫しない。
※ 注入部位より 50cm 高い位置にセットする。

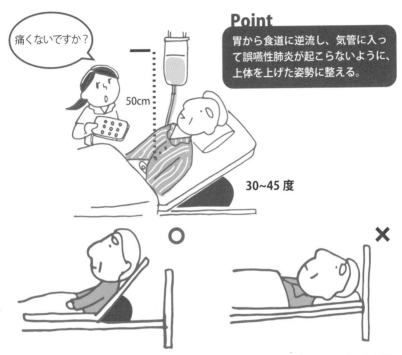

13 栄養点滴チューブの先端と、胃ろう（腸ろう）接続チューブをしっかりつなげる。

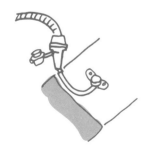

14 クレンメをゆっくり緩めて、指示された速度で注入を開始する。
※注入速度は、P56 のコラムを参考

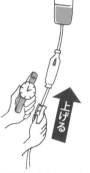

医療的ケアコラム

✚ 注入速度・滴下数の目安 ✚

点滴ルート　　成　人：1ml　15滴
　　　　　　　　子ども：1ml　60滴

Q. 成人の利用者さんの指示書に「120mlを1時間（60分）
で注入する」と指示があった場合、1分間に何滴落と
すように滴下数を設定すればいいでしょうか。

注入量（ml）×1mlあたりの滴下数 ÷ 所要時間（分）

　　120×15÷60（分）＝30滴
　　60秒→30滴
　　2秒→1滴

A. 2秒に1滴

腕時計の秒針を見ながら、
滴下数をおよそ合わせる。

---

15 注入中の状態を定期的に観察する（30分後）。

16 利用者さんに栄養剤の注入が終了したことを伝える。

17 クレンメと胃ろう（腸ろう）接続チューブのストッパーを閉め、胃ろう（腸ろう）
接続チューブと栄養点滴チューブの接続をはずす。

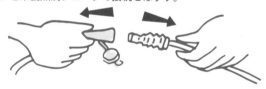

18 胃ろう（腸ろう）接続チューブの先
端にカテーテルチップシリンジを取
り付け、白湯30〜50mlを注入する。

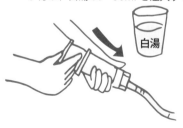

白湯

19 胃ろう（腸ろう）注入口のフタを閉
める。

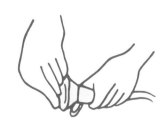

56

20 注入後しばらくは、嘔吐や逆流防止のため、上体を起こした姿勢を保つ。

21 実施後の利用者さんの状態を、原則として医師や訪問看護師に報告する。

22 ヒヤリハット・アクシデントが発生した場合は、訪問看護師に報告する。

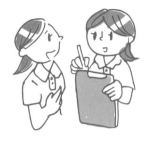

Point

報告のポイント
①いつ　　　　②どこで
③誰が（何が）④どのように
⑤何を　　　　⑥どうしたか

23 使用物品の片付けをする。

24 記録する。

25 最後に、もう一度利用者さんの状態を観察し、姿勢を戻す。

4 実施中の観察項目チェックリスト

実施直後、実施中は利用者さんの状態の変化に注意します。いつもの状態と違う異常が見られた場合は、経管栄養を中止し、医師や訪問看護師に報告しましょう。

観察項目	観察内容
全身の状態	☐ 意識の状態の変化はないか ☐ 顔色、呼吸、表情などいつもと変わりはないか ☐ 異常な汗をかいていないか ☐ 腹部膨満感、嘔吐、吐き気、腹痛はないか ☐ 腹部を圧迫していないか ☐ めまいはないか
チューブの周囲	☐ チューブ接続部から栄養剤が漏れていないか ☐ チューブの抜け、折れ、ねじれなど不具合はないか
滴下の状態	☐ 注入速度、滴下数は指示どおりか

半固形栄養剤を用いる場合の経管栄養

胃ろう・腸ろうによる経管栄養には、半固形栄養剤を用いる方法もあります。液状のものより、実際に口から摂取する形態に近い投与方法です。以下に注意して、行いましょう。

1 半固形栄養剤の注入接続口の先端を胃ろう（腸ろう）接続チューブに接続し、ゆっくり注入する。

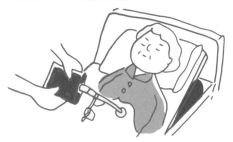

Point

ベッドの傾きは30度程度

胃ろうは、経鼻経管栄養よりベッドの角度が低い方が胃を圧迫しない。

2 胃ろう（腸ろう）接続チューブ挿入部から、胃、または腸内内容物の漏れがないか確認する。

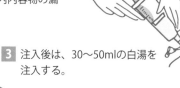

3 注入後は、30〜50mlの白湯を注入する。

加圧バッグで注入する際は、加圧が速いと、早く入り過ぎてしまうので注意しましょう。

4 注入後しばらくは利用者さんの状態を観察し、注入物の嘔吐、食道への逆流防止のため、上半身を起こした姿勢を保つ。

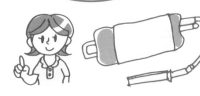

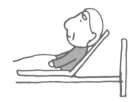

経鼻経管栄養

経管栄養には、胃ろう・腸ろう経管栄養の他に、経鼻経管栄養があります。いずれも基本的な手順は共通していますが、ここでは体内の挿入チューブが長い経鼻経管栄養の注意点について解説します。

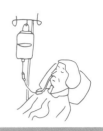

実施前確認1：口腔内チューブの走行

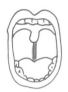 ○ ×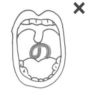

咽頭で垂直に下がっている。　　口腔内でとぐろを巻いている。

実施前確認2：チューブ位置

経鼻経管栄養チューブの固定部やチューブの状態を確認する。

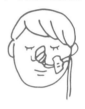

実施前確認3：体内チューブ位置

経鼻経管栄養チューブの先端が、正確に胃の中に挿入されていることの確認は、毎回、訪問看護師が以下のように行う。

経鼻経管栄養チューブの挿入の確認

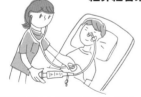

注射器で胃内に空気を5〜10ml注入し、聴診器で空気音を聞く。

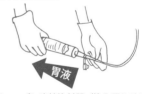

チューブに直接注射器（注入用シリンジ）を接続して、注射器を引き、胃液を取る。

✚ おしえて！竹岡先生 ✚

経鼻経管栄養チューブが誤って気管に挿入されていた場合、非常に危険なため、原則として開始後しばらくは、訪問看護師による異常の有無の確認が必要です。

5 子どもの経管栄養

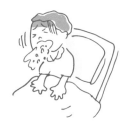

■ 容易に吐き気、嘔吐を起こします。そのような場合は、一旦注入をストップし、続くようなら受診を促す必要があります。

■ 皮膚や呼気などから蒸発する水分量が、大人よりも多くなります。1回の注入量を増やすのではなく、回数を多くして対応します。

■ 無意識に口や鼻の周りに手を持っていったり、動いたりすることで、チューブが抜けたり外れたりすることがあります。チューブの入っている長さを定期的に確認しましょう。

■ 経管栄養チューブの種類、経管栄養剤の注入量や内容は成長により変化します。子どもの発達、全身の健康状態を、日々把握しておくことが大切です。

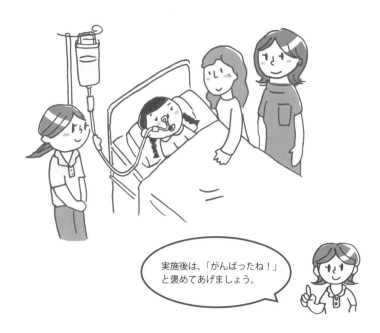

実施後は、「がんばったね！」と褒めてあげましょう。

✚ 経管栄養ヒヤリハットの事例 ✚

CASE-1 チューブ、胃ろうが抜けそうになっている。

➡ 注入せずに、すぐに医師や訪問看護師に連絡する。

CASE-2 チューブ挿入部から注入液が漏れている。

➡ 接続部が折れていないか、外れていないかを確認する。

CASE-3 注入液が注入できない。

➡ チューブが折れていないか、抜けていないかを確認する。

➡ 注入液の凝固はないかを確認する。

CASE-4 注入がいつもより時間がかかる。

➡ 注入を一旦中止し、医師や訪問看護師に連絡する。

経鼻経管栄養チューブが抜けていた
ことがありました。抜けていると、
胃の中ではなく肺の方に栄養剤を入
れてしまうことになり、大変危険
です。

✚ おしえて！竹岡先生

「いつもと違う」を感じとるには、日常の様子を把握してお
く必要があります。普段から利用者さんとコミュニケーション
を取り、「いつもの状態」を観察しておくようにしましょう。

（別紙様式34）

介護職員等喀痰吸引等指示書

標記の件について、下記の通り指示いたします。

指示期間（　　年　月　日～　年　月　日）

事業者	事業者種別	
	事業者名称	

<table>
<tr><td rowspan="6">対象者</td><td>氏名</td><td colspan="2"></td><td>生年月日　　明・大・昭・平・令　　　年　　　月　　　日
（　　　歳）</td></tr>
<tr><td>住所</td><td colspan="3">電話（　　　）　－</td></tr>
<tr><td>要介護認定区分</td><td colspan="3">要支援（　1　2　）　要介護（　1　2　3　4　5　）</td></tr>
<tr><td>障害支援区分</td><td colspan="3">区分1　　　区分2　　　区分3　　　区分4　　　区分5　　　区分6</td></tr>
<tr><td>主たる疾患（障害）名</td><td colspan="3"></td></tr>
<tr><td>実施行為種別</td><td colspan="3">口腔内喀痰吸引・鼻腔内喀痰吸引・気管カニューレ内の喀痰吸引
胃ろうによる経管栄養・腸ろうによる経管栄養・経鼻経管栄養</td></tr>
</table>

<table>
<tr><td rowspan="5">指示内要</td><td colspan="2">具体的な提供内容</td></tr>
<tr><td colspan="2">喀痰吸引（吸引圧、吸引時間、注意事項等を含む）

</td></tr>
<tr><td colspan="2">経管栄養（栄養剤の内容、投与時間、注意事項等を含む）

</td></tr>
<tr><td colspan="2">その他の留意事項（介護職員等）</td></tr>
<tr><td colspan="2">その他の留意事項（看護職員等）</td></tr>
</table>

<table>
<tr><td rowspan="6">（参考）使用医療機器等</td><td>1. 経鼻胃管</td><td>サイズ：_____Fr，種類：</td></tr>
<tr><td>2. 胃ろう・腸ろうカテーテル</td><td>種類：ボタン型・チューブ型，サイズ：_____Fr，_____cm</td></tr>
<tr><td>3. 吸引器</td><td></td></tr>
<tr><td>4. 人工呼吸器</td><td>機種：</td></tr>
<tr><td>5. 気管カニューレ</td><td>サイズ：外径____mm，長さ____mm，</td></tr>
<tr><td>6. その他</td><td></td></tr>
</table>

緊急時の連絡先 不在時の対応法

※1.「事業者種別」欄には、介護保険法、障害者総合支援法等による事業の種別を記載すること。
　2.「要介護認定区分」または「障害支援区分」欄、「実施行為種別」欄、「使用医療機器等」欄については、該当項目に○
　　を付し、空欄に必要事項を記入すること。

上記のとおり，指示いたします。

年　　　月　　　日

機関名
住所
電話
（FAX）
医師氏名　　　　　　　　㊞

（登録喀痰吸引等（特定行為）事業者の長）　　　殿

おわりに

　長く訪問看護師をしていた経験から、介護・福祉職の方々に医療的ケアについてお伝えして、約 20 年になります。中には、看護師の私より利用者さんの信頼も厚く、吸引の手技も上手なＳＨＨ（スーパーホームヘルパー）さんもいれば、いまいちやる気が感じられず、本当に大丈夫かと疑ってしまうようなＤＨＨ（ダメダメホームヘルパー）さんもいました。

　訪問看護師は、医療的ケアが問題なく行えるかの最終チェック役を担っています。当然ですが、しっかりと厳しくチェックしなければ利用者さんの命に関わります。一方で、その最終チェックに合格を出さないと、医療的ケアができる人材が不足するという事態が発生します。そんなとき、最終チェックに来たヘルパーさんが合格ラインのちょっと下だと非常に悩みます。ちょっとだけなのでおまけしようか、いやダメだ、やはり危険だ、もう一歩努力してくれたら……ここにジレンマが生まれます。時には、悩みつつ不合格にすると「なんで不合格にしたんだ！」と怒鳴られたりして、世の中の理不尽さを感じたこともありました。

　しかし、ここ最近、少し変化がありました。訪問介護事業所の管理者から「もっと厳しく最終チェックをしてほしい」と依頼されるようになったのです。「ちょっとおまけしろ」から「もっと厳しく」へ、今までとは逆です。「医療的ケアを担える人材が増えてくれば、いい加減な人たちが仲間に入ってこられると困る」という主張です。素晴らしいです。それに応えられるよう、訪問看護師も気を引き締めなければなりません。

　そこで、今まで以上に、熱心に医療的ケアについてお伝えしなければ！という思いから本書が生まれました。多くの介護・福祉職の方々が医療的ケアを学び、多くの医療的ケアを必要とする方たちが自分らしく生活できるようになる、このハンドブックがそのお供になれたらうれしいです。

鎌田智広

医療的ケアハンドブック製作委員会　編

発行／監修：鎌田智広
株式会社アドナース代表取締役
訪問看護認定看護師
FM79.7　MH2 京都三条ラジオカフェにて
「行列のできる訪問看護ステーション」放送中

企画／編集／制作／画：都あきこ
MACB 株式会社
MACB 株式会社代表取締役
イラストレーター・ディレクター
企画立案・構成・執筆・編集・制作全般
http://macb.jp

監修：竹岡佑美
株式会社アドナース所属
訪問看護師・特定看護師・臨床工学技士

【参考文献】
『日本臨床栄養代謝学会 JSPEN テキストブック』一般社団法人日本臨床栄養代謝学会編 . 南江堂 . 2021 年
『実務者研修テキスト 8 医療的ケアの理論と実践』日本医療企画 . 2017 年
『介護福祉士養成 実務者研修テキスト第 9 巻 医療的ケア 介護職員等による喀痰吸引・経管栄養』介護職員関係養成研修テキスト
　　作成委員会編 . 一般社団法人長寿社会開発センター . 2018 年
『介護福祉士実習者研修テキスト【第 5 巻】 医療的ケア第 3 版』新田國夫・川村佐和子・上野桂子・白井孝子・原口道子編 .
　　中央法規出版 .2022 年
『写真でわかる介護職のための医療的ケア』山元恵子監修 . 境美代子・荒木晴美・毛利亘編著 . インターメディカ . 2014 年
『介護で使える！難しい「たんの吸引・経管栄養」がスラスラわかるイラスト学習帳』久良木香編 . エクスナレッジ . 2015 年

厚生労働省 .2023.「平成 24 年度 喀痰吸引等指導者講習事業　喀痰吸引等指導者マニュアル」（第 3 号研修）
（https://www.mhlw.go.jp/seisakunitsuite/bunya/hukushi_kaigo/shougaishahukushi/kaigosyokuin/dl/manual_all.pdf;2023.6.20 参照)

はじめてでもわかる　介護職のための医療的ケアハンドブック

2023 年 12 月 8 日　初版第 1 刷発行

編者：医療的ケアハンドブック製作委員会
発行者：株式会社アドナース　代表取締役　鎌田智広
発行：株式会社アドナース
　　　〒610-1146 京都府京都市西京区大原野西境谷町2丁目14-10
　　　TEL 075-754-6174 FAX 075-754-6753
　　　http://adnurse.co.jp
販売：株式会社ラグーナ出版
　　　〒892-0847 鹿児島市西千石町3-26-3F
　　　TEL 099-219-9750 FAX 099-219-9701
　　　https://lagunapublishing.co.jp

印刷・製本　シナノ書籍印刷株式会社
落丁・乱丁はお取り替えします
ISBN978-4-910372-37-2　C2047
©ADNURSE,AKIKO MIYAKO 2023, Printed in Japan